Larissa de Andrade Pedrosa

DRENAGEM VENOSA MANUAL

Teoria e Passo a Passo do Método DVM Andrade - Atualizado

Ed.1
2024

Aviso Legal

 Primeira edição, 2024.

Informações Técnicas

Título: Drenagem Venosa Manual: Teoria e Passo a Passo do Método DVM Andrade - Atualizado
Autora: Larissa de Andrade Pedrosa
ISBN: 978-65-266-2952-9
Edição: 1ª (2024)
Número de Páginas: 54
Formato: A5 (148 x 210 mm)
Acabamento: Brochura com orelhas
Coloração: Colorido
Tipo de Papel: Couchê 150g
Idioma: Português
Categoria: Saúde, Massagem e Reflexoterapia, Estética, Saúde e Fitness, Medicina, Didáticos

Editora: Clube de Autores
Código do Livro: 735110

Dedicatória

Aos meus pais, José Fernandes Pedrosa e Márcia Costa de Andrade Pedrosa, que deixaram um legado exemplar. Ao meu filho, Arthur José. Aos meus irmãos, Andréa e Thalles, aos meus cunhados e a toda a minha família.

Dedico também aos profissionais comprometidos com a promoção do bem, em prol de uma melhor saúde vascular e do bem-estar.

Índice

Introdução	1
O Que é a Drenagem Venosa Manual?	5
Retorno Venoso Otimizado: Método DVM Andrade	6
Versatilidade e Amplitude do Método DVM Andrade	7
Proposta Exclusiva e Pioneira	8
Parâmetros da Técnica de Drenagem Venosa Manual	10
Dinâmica dos Fluidos Corporais: Fluxo e Regulação Circulatória	11
Preparação Corporal: Otimizando o Retorno Venoso	17
Técnica Diferente e Reinventada	19
Abordagens Preparatórias	23
Indicações e Contraindicações	25
Explicação Prévia	27
Passo a Passo	34
Conclusão	47
Bibliografia	49

Introdução

O "Método DVM Andrade" foi desenvolvido ao longo de 16 anos de intensa dedicação e prática na área da Estética e Massoterapia, consolidando-se como uma técnica de abordagem diferenciada, profundamente embasada em conceitos científicos. Diante de um cenário repleto de alternativas terapêuticas, que vão desde técnicas mais tradicionais, como a Drenagem Linfática Manual, até o uso de tecnologias avançadas, como botas pneumáticas e a drenagem mecânica de R.A. Godoy, o método que criei se destaca pela sua originalidade. Essa originalidade não está apenas nas manobras manuais que o compõem, mas, sobretudo, na concepção global do tratamento, que integra de maneira precisa os princípios anatômicos, biomecânicos e biofísicos de forma personalizada.

É importante esclarecer que a Drenagem Venosa Manual (DVM) e a Drenagem Linfática Manual (DLM) possuem propostas terapêuticas distintas e não devem ser confundidas. A Drenagem Linfática Manual tem como foco auxiliar o sistema linfático, atuando de maneira específica para esse fim. Por outro lado, a Drenagem Venosa Manual é voltada para a otimização do retorno venoso, oferecendo uma abordagem diferente, que surgiu com o objetivo de preencher lacunas percebidas nas terapias tradicionais. Em minha coletânea, explico detalhadamente as diferenças entre as duas técnicas, utilizando análises minuciosas para destacar como a DVM foi projetada para atender às necessidades que não eram completamente abordadas pelos métodos convencionais.

Essa técnica, que resultou de uma revisão minuciosa de literatura científica e de muita prática terapêutica na estética e na massoterapia, surgiu da observação de que as abordagens convencionais, especialmente a drenagem linfática manual, não ofereciam respostas adequadas para questões circulatórias mais complexas. O "Método DVM Andrade" foi, portanto, criado com o objetivo de superar essas limitações, atuando não apenas nos sintomas visíveis, mas também nas causas subjacentes das disfunções circulatórias. O enfoque vai além de tratar situações já instaladas, propondo também uma ação preventiva para aqueles que buscam melhorar sua saúde vascular de forma mais ampla.

Ao longo dessa jornada, as manobras foram aperfeiçoadas de forma estratégica, cuidadosamente planejadas para agir sobre regiões anatômicas específicas, buscando alcançar resultados mais eficazes no tratamento. Cada manobra foi desenhada com rigor para atuar diretamente sobre áreas-chave do sistema venoso, permitindo que a técnica se adapte de maneira dinâmica às diferentes necessidades de cada cliente. Essa capacidade de personalização possibilita resultados eficazes, principalmente em termos de melhora da circulação, otimização do retorno venoso e alívio de sintomas como edemas e sensação de peso nas pernas.

A base científica sólida é o alicerce do "Método DVM Andrade". O método foi amplamente documentado na coletânea intitulada "A Nova Drenagem: Drenagem Venosa Manual e o Futuro Brilhante da Saúde Vascular", composta por quatro volumes que abordam tanto a drenagem venosa manual quanto a drenagem veno-linfática manual, pelo Método DVL Pedrosa. Essa obra representa anos de pesquisa e análise crítica sobre as melhores práticas para o cuidado da saúde vascular, com explicações detalhadas sobre a aplicação e os benefícios das técnicas. Ainda assim, o "Método DVM Andrade" continua em constante evolução. Pequenos ajustes foram introduzidos para torná-lo ainda mais prático e eficiente, mantendo sempre a ciência como base de cada aprimoramento.

Introdução

O impacto positivo desse método na saúde circulatória já é amplamente observado. As manobras manuais da técnica DVM Andrade, cuidadosamente desenvolvidas, promovem não apenas a mobilização de fluidos que poderiam permanecer estagnados, como também favorecem de maneira notável o fluxo sanguíneo, com ênfase no retorno venoso, garantindo segurança e conforto ao cliente. Diversas pesquisas científicas evidenciam os benefícios de otimizar o retorno venoso; muitas delas, porém, analisam dentre diversos recursos, as botas pneumáticas e outros dispositivos, que também demonstram como a promoção desse retorno auxilia na redução de edemas, no alívio de varizes e em outros sintomas relacionados à circulação. A técnica DVM, por conseguinte, revela-se promissora também como abordagem preventiva, auxiliando a limitar a progressão de disfunções circulatórias e oferecendo-se como uma alternativa valiosa na prática clínica.

O Método DVM Andrade se diferencia claramente de outras abordagens, não apenas por sua eficiência, mas também pelo cuidado técnico e científico que sustenta sua aplicação. Os resultados consistentes, observados tanto em estudos literários quanto na prática terapêutica, demonstram que essa técnica proporciona uma melhora significativa na qualidade de vida dos clientes, ampliando suas capacidades funcionais e aliviando sintomas circulatórios que impactam diretamente o bem-estar. Como pioneira na criação de uma técnica que foca especificamente no retorno venoso em uma terapia manual abrangente, minha contribuição ultrapassa os limites da prática comum, redefinindo padrões de tratamento e abrindo novas possibilidades para futuras pesquisas e aprimoramentos na área.

Com uma abordagem científica, segura e eficaz, o objetivo dessa técnica é proporcionar um tratamento que promova a saúde vascular de maneira cuidadosa e ajustada às especificidades de cada cliente. O sucesso desse método está alicerçado em princípios fisiológicos robustos, respeitando a complexidade do sistema circulatório humano e utilizando esse conhecimento para maximizar os resultados terapêuticos.

Introdução

Com base nessa sólida experiência teórica e prática, o Método DVM Andrade visa continuar contribuindo para a evolução dos tratamentos voltados à saúde circulatória. O compromisso é sempre oferecer um cuidado que vai além do simples tratamento de sintomas, focando em uma melhoria ampla da circulação venosa. Com resultados já amplamente comprovados, o método oferece benefícios tanto para pacientes, ou clientes, quanto para profissionais que buscam soluções mais precisas e adequadas em suas práticas clínicas ou terapêuticas.

A técnica, portanto, não se firma apenas por sua inovação, mas também pela consistência dos resultados alcançados e pelo seu potencial de aperfeiçoamento contínuo. Acredito firmemente que, ao seguir por esse caminho, novas fronteiras serão abertas no campo da saúde circulatória, trazendo benefícios duradouros para quem busca um tratamento eficaz e direcionado.

Essa técnica foi divulgada recentemente e, embora já tenha demonstrado resultados promissores na prática, ainda está no início de sua jornada de estudo mais aprofundado, incluindo a possibilidade de integrar análises clínicas detalhadas, como estudos in vitro e exames por imagem. Embora esses estudos ainda estejam por vir, o método já é amplamente validado pela prática clínica e terapêutica e pela experiência acumulada ao longo do tempo. Muitas das manobras que compõem essa técnica foram cuidadosamente selecionadas de abordagens previamente existentes, enquanto outras foram criadas a partir de estudos detalhados de anatomia e fisiologia, comparações criteriosas e análises profundas. Cada manobra foi desenvolvida e inserida no método com rigor, levando em conta a prática clínica e terapêutica, observações visuais e relatos consistentes de clientes que passaram pelo tratamento, confirmando os estudos até então realizados. O desenvolvimento dessas manobras envolveu não apenas uma sólida base teórica, mas também um contínuo processo de feedback prático, que permitiu ajustes precisos para garantir a eficácia e a excelência do método.

O Que é a Drenagem Venosa Manual?

A Drenagem Venosa Manual (DVM) é uma técnica cuidadosamente desenvolvida por mim, baseada no Método DVM Andrade. Essa técnica traz uma abordagem cujo propósito central é estimular e favorecer o retorno venoso de maneira meticulosa e precisa. A DVM atua diretamente sobre a circulação sanguínea, facilitando o transporte do sangue das extremidades do corpo em direção ao coração. Esse processo melhora o fornecimento de oxigênio e nutrientes aos tecidos, o que contribui de forma marcante para o fortalecimento da saúde vascular e promove o equilíbrio dos fluidos corporais.

Além de promover melhorias significativas na circulação, a DVM é recomendada para o tratamento de condições nas quais o retorno venoso otimizado desempenha um papel essencial, como na insuficiência venosa crônica, varizes, celulite (fibro edema gelóide), lipedema e outras desordens vasculares. A técnica é voltada à restauração e potencialização da função venosa, proporcionando alívio de sintomas como inchaço, dor e a sensação de cansaço nas pernas, ao passo que melhora a qualidade de vida como um todo. Dessa forma, a DVM se destaca por gerar resultados claros para a saúde vascular, sem provocar inflamações ou desconforto tecidual durante o processo de aplicação.

Retorno Venoso Otimizado: Método DVM Andrade

O Método DVM Andrade surge como uma abordagem inovadora, direcionada ao aprimoramento do retorno venoso e à promoção de uma circulação mais eficiente e equilibrada. A proposta principal é otimizar o fluxo sanguíneo, colaborando para que o retorno venoso ocorra de forma mais eficaz, ao mesmo tempo em que facilita eventos circulatórios benéficos, além de favorecer a oxigenação e a nutrição dos tecidos. Com essa abordagem, busca-se beneficiar diretamente a funcionalidade dos órgãos e dos tecidos corporais, promovendo um ambiente propício para o bom funcionamento metabólico e respiratório.

As manobras manuais do Método DVM Andrade são desenvolvidas de forma estratégica e cuidadosamente elaborada, com o objetivo de intensificar o retorno venoso e favorecer a qualidade da circulação sanguínea de maneira abrangente. Essas técnicas proporcionam não apenas uma melhora nos aspectos circulatórios, mas também benefícios significativos para o equilíbrio global da saúde. O planejamento minucioso das manobras visa potencializar a circulação, promovendo uma série de efeitos benéficos para o organismo, consolidando o método como uma prática terapêutica eficaz e de amplo alcance.

Ao adotar essa abordagem terapêutica, o Método DVM Andrade não se limita ao alívio de sintomas pontuais, mas complementa e intensifica outras intervenções terapêuticas, criando uma sinergia com tratamentos que exigem uma maior atenção à circulação sanguínea e ao retorno venoso. Dessa forma, o método se mostra uma ferramenta versátil, adaptável a diversas necessidades, atuando como uma alternativa eficaz e complementar nos cuidados com a saúde, sempre respeitando as especificidades individuais de cada paciente, ou cliente.

Versatilidade e Amplitude do Método DVM Andrade

O Método DVM Andrade caracteriza-se como uma abordagem singular dentro das técnicas de drenagem manual, estendendo seus benefícios além do sistema venoso. A técnica promove estímulos precisos que, além de favorecerem o retorno venoso, também influenciam de forma positiva os órgãos relacionados à circulação, garantindo uma distribuição mais equilibrada do fluxo sanguíneo. O método se destaca pela sua capacidade de integrar diferentes manobras manuais, como compressões cuidadosamente aplicadas, deslizamentos, tracionamentos, torções cuidadosas, amassamentos, contrações musculares e alongamentos adequados.

A combinação abrangente dessas técnicas não se limita apenas a otimizar o retorno venoso e melhorar a circulação, mas também proporciona benefícios significativos ao equilíbrio geral do corpo. O simples fato de contribuir para a eficiência dos eventos circulatórios reverbera por todo o organismo, já que todos os órgãos, tecidos e células dependem desse equilíbrio para manter suas funções de maneira adequada. O Método DVM Andrade vai além da simples drenagem, transformando-se em uma ferramenta terapêutica adaptável e eficaz para diferentes situações. Sua versatilidade permite que ele atenda a uma ampla gama de necessidades específicas de cada pessoa, tornando-o uma abordagem valiosa para o cuidado com a saúde circulatória e o bem-estar integral.

O caráter flexível do Método DVM Andrade permite que ele seja ajustado de acordo com as características individuais de cada paciente, o que amplia seu potencial terapêutico. Além de auxiliar diretamente o sistema venoso, a técnica também promove uma interação mais eficiente entre os tecidos e a circulação, beneficiando o funcionamento metabólico e a saúde geral do organismo. Dessa forma, o método se consolida como uma opção robusta e versátil, que pode ser aplicada em diversas circunstâncias clínicas e terapêuticas, sempre respeitando as particularidades de cada pessoa e proporcionando um cuidado direcionado e eficaz.

Proposta Exclusiva e Pioneira

O Método DVM Andrade, desenvolvido com base no Método DVL Pedrosa, oferece uma proposta terapêutica única, com enfoque exclusivo no retorno venoso. Diferente do DVL Pedrosa, que combina drenagem venosa e linfática, o DVM Andrade elimina a abordagem linfática, concentrando-se de maneira direta e assertiva na promoção da circulação sanguínea, favorecendo o retorno venoso, e aprimorando tanto a oxigenação quanto a nutrição dos tecidos corporais.

Durante a prática clínica e a experiência adquirida ao longo dos anos, inicialmente foi criado o Método DVL Pedrosa, uma técnica que unia drenagem venosa e linfática manual. No entanto, a necessidade de aprofundar e detalhar as bases científicas e a proposta terapêutica do método despertou em mim uma nova compreensão. Ao buscar informações para validar essa técnica de forma responsável e rigorosa, percebi que não havia qualquer referência a uma técnica exclusivamente manual de drenagem venosa. Embora encontrasse uma variedade de recursos, como equipamentos, acessórios, exercícios e terapias complementares, nada abordava uma técnica completamente manual voltada para a drenagem venosa. A falta de registros oficiais deixou clara uma lacuna nesse campo. Assim, surgiu o desejo de preencher essa ausência, desenvolvendo uma técnica específica de Drenagem Venosa Manual.

A decisão de registrar formalmente a técnica me levou a buscar o órgão público adequado, onde confirmei que não existia registro prévio de uma técnica manual com esse enfoque. Essa descoberta destacou o pioneirismo da Drenagem Venosa Manual. Compreendi que, embora haja muitos métodos aplicáveis a uma mesma técnica, como ocorre com a Drenagem Linfática Manual, o DVM Andrade trouxe uma inovação verdadeira ao campo da drenagem manual. O registro oficial validou a técnica, que agora é reconhecida como uma abordagem exclusivamente manual e focada no retorno venoso.

Proposta Exclusiva e Pioneira

Essa característica torna o Método DVM Andrade uma abordagem inovadora na drenagem manual, expandindo sua aplicabilidade para além do sistema venoso. A criação dessa técnica foi pensada para atender de forma precisa às demandas individuais de cada paciente, proporcionando melhorias na capacidade funcional, no metabolismo e na oxigenação dos órgãos e tecidos.

Ao direcionar suas manobras manuais para o estímulo da circulação sanguínea e do retorno venoso de maneira precisa, o Método DVM Andrade posiciona-se como uma alternativa terapêutica eficaz para complementar tratamentos que exigem atenção ao fluxo circulatório. A singularidade desse método está em suas manobras estratégicas, que não apenas promovem o retorno venoso, mas também favorecem a saúde global do paciente, tornando-se uma ferramenta terapêutica versátil e adaptável a diversas condições.

Imagem: Selo de reconhecimento e registro da Técnica de Drenagem Venosa Manual pelo Método DVM Andrade, emitido por órgão público, a Biblioteca Nacional.

Parâmetros da Técnica de Drenagem Venosa Manual

A Drenagem Venosa Manual (DVM), pelo Método DVM Andrade, foi desenvolvida não apenas a partir de uma análise profunda dos mecanismos fisiológicos e biomecânicos do sistema circulatório, mas também pela prática clínica e terapêutica contínua, com foco no retorno venoso. Para que essa técnica seja reconhecida como DVM, é imprescindível compreender as interações entre a pressão aplicada, a elasticidade dos tecidos e a biomecânica das manobras. Essas manobras são executadas com precisão e eficácia, usando variáveis como a intensidade da pressão, o número de repetições e a velocidade de aplicação, sempre respeitando a fisiologia das veias e evitando qualquer sobrecarga ao sistema cardiovascular.

A integração das manobras com a respiração e a contração muscular é fundamental para potencializar o retorno venoso. A velocidade de execução e a pressão empregada são ajustadas de forma cuidadosa, promovendo uma circulação contínua e eficiente. A DVM é aplicada de maneira a melhorar a oxigenação tecidual, sem causar sobrecarga ao organismo, sempre respeitando as particularidades anatômicas de cada cliente.

Essa técnica, desenvolvida tanto pela experiência prática quanto pelos estudos detalhados da fisiologia circulatória e das interações musculares, segue critérios rigorosos que asseguram uma intervenção eficaz, promovendo um equilíbrio funcional e benefícios duradouros para a saúde vascular.

Dinâmica dos Fluidos Corporais: Fluxo e Regulação Circulatória

Compreender o sistema linfático e o sistema cardiovascular vai muito além de conhecer os trajetos percorridos pelos fluidos que os atravessam. O sistema linfático é responsável por transportar a linfa, um fluido composto principalmente por água, proteínas, lipídios e células imunológicas, como os linfócitos, que desempenham um papel de defesa no organismo. Em contrapartida, o sistema cardiovascular é responsável pelo transporte do sangue, tanto arterial quanto venoso. O sangue arterial, que sai do coração, contém uma alta concentração de oxigênio, transportado pela hemoglobina nos glóbulos vermelhos (eritrócitos), e uma baixa concentração de dióxido de carbono. Já o sangue venoso retorna ao coração com menos oxigênio e uma maior concentração de dióxido de carbono, proveniente da respiração celular nos tecidos.

Além de transportar oxigênio, o sangue arterial carrega nutrientes como glicose, aminoácidos, vitaminas e minerais, absorvidos pelo sistema digestivo. O sangue venoso, por sua vez, transporta resíduos metabólicos, como ureia e ácido úrico, que serão eliminados pelos rins. O plasma, que constitui cerca de 55% do volume sanguíneo, também é responsável por transportar hormônios e outras substâncias que regulam o organismo.

A viscosidade dos fluidos é um fator que influencia diretamente seu movimento. Embora a linfa tenha uma viscosidade inferior à do sangue, ela se move mais lentamente. Isso ocorre porque, ao contrário do sangue, que é impulsionado pelo coração, a linfa depende de estímulos externos, como o movimento dos músculos e dos tecidos adjacentes. A compressão muscular sobre os vasos linfáticos favorece o deslocamento da linfa, o que explica sua velocidade mais baixa, apesar de ser menos viscosa. A viscosidade do sangue, por sua vez, pode variar: quanto mais espesso, maior a resistência ao fluxo, dificultando sua circulação.

Dinâmica dos Fluidos Corporais: Fluxo e Regulação Circulatória

Diversos fatores interferem no retorno venoso, como a pressão hidrostática, que atua de forma contrária ao movimento do sangue de volta ao coração. Outro fator relevante é a pressão coloidosmótica, gerada por proteínas plasmáticas, como a albumina, que mantém a água nos vasos e garante o equilíbrio hídrico. Para otimizar o retorno venoso, é necessário favorecer os gradientes de pressão, uma vez que o sangue apresenta maior resistência ao movimento, especialmente quando os mecanismos naturais de retorno estão comprometidos.

Patologias como a insuficiência venosa crônica interferem nesse processo, dificultando o retorno do sangue das extremidades para o coração devido a falhas nas válvulas venosas. Isso resulta em sintomas como inchaço, dor e sensação de peso nas pernas. Outra condição é o linfedema, um inchaço crônico causado pelo acúmulo de linfa nos tecidos, resultado de uma falha no sistema linfático. O linfedema pode ser causado por cirurgias ou lesões nos vasos linfáticos, afetando membros superiores e inferiores.

As técnicas manuais, como a drenagem linfática manual e a drenagem venosa manual pelo Método DVM Andrade, atuam de forma distinta, porém complementar, na circulação dos fluidos. A drenagem linfática manual ajuda a reduzir edemas, facilitando o movimento da linfa. Já a drenagem venosa manual é focada em otimizar o retorno venoso, auxiliando na prevenção e redução de problemas circulatórios. Ambas as técnicas promovem o equilíbrio dos fluidos corporais.

Os vasos sanguíneos e linfáticos desempenham um papel decisivo no transporte de fluidos. As artérias, que levam o sangue do coração aos tecidos, possuem paredes espessas formadas por três camadas: íntima, média e adventícia. As arteríolas, ramificações menores das artérias, controlam o fluxo sanguíneo para os capilares, onde ocorrem as trocas de nutrientes e gases. Nos capilares linfáticos, o excesso de líquido intersticial e proteínas é recolhido e direcionado ao sistema linfático, que devolve esses fluidos à circulação venosa.

As veias, que trazem o sangue de volta ao coração, têm paredes mais finas e flexíveis que as artérias, permitindo que armazenem grandes volumes de sangue. Elas contêm válvulas que evitam o refluxo do sangue, especialmente nas pernas, onde a gravidade pode dificultar o retorno venoso. As vênulas, que coletam o sangue dos capilares, têm uma estrutura semelhante às veias, mas com menor musculatura. Além disso, os vasos perfurantes e comunicantes conectam o sistema venoso superficial ao profundo, equilibrando o fluxo de sangue entre eles.

A hidratação adequada afeta diretamente a viscosidade dos fluidos e a eficiência da circulação. A ingestão de água mantém o sangue e a linfa em níveis apropriados de viscosidade, facilitando seu movimento. Em estados de desidratação, o sangue se torna mais espesso, comprometendo a oxigenação dos tecidos e a eliminação de resíduos metabólicos.

As técnicas manuais, como a drenagem linfática e a drenagem venosa manual pelo Método DVM Andrade, utilizam princípios que envolvem estímulos fluidodinâmicos diretos e indiretos no corpo, o que nos permite compreender a interdependência e a complementaridade entre os sistemas linfático e venoso. Esses estímulos geram efeitos que vão além da superfície, influenciando diretamente a elasticidade dos tecidos e a saúde dos vasos. A mecanotransdução, processo em que estímulos mecânicos são convertidos em sinais bioquímicos, é fundamental para esse entendimento. A pressão aplicada estimula as células e ativa vias que promovem a produção de óxido nítrico, o que dilata os vasos sanguíneos, facilitando o fluxo de sangue e linfa.

Dinâmica dos Fluidos Corporais: Fluxo e Regulação Circulatória

O conhecimento sobre a mecanotransdução permite entender os mecanismos gerados no organismo, tanto nas respostas imediatas quanto nos efeitos de longo prazo. A elasticidade dos tecidos desempenha um papel relevante na dinâmica dos fluidos, pois a capacidade de estiramento e retorno das paredes vasculares influencia diretamente a fluidez e o equilíbrio circulatório. O amassamento, uma das manobras aplicadas na drenagem venosa manual pelo Método DVM Andrade, é um exemplo de técnica amplamente estudada, que atua na mobilização dos fluidos e na mecânica da elasticidade dos tecidos, promovendo a saúde dos vasos e melhorando a circulação.

Essas técnicas também ativam receptores sensoriais localizados na pele e nos tecidos subcutâneos, desencadeando respostas reflexas que melhoram a circulação. Isso favorece o retorno venoso e linfático, melhora a oxigenação dos tecidos e facilita a remoção de toxinas e resíduos metabólicos. Os processos da drenagem linfática e da drenagem venosa estão intimamente relacionados aos princípios da hemodinâmica, que descreve o fluxo sanguíneo, e da hidrodinâmica, que trata do movimento da linfa. Embora esses sistemas respondam de forma distinta aos estímulos, eles são complementares. A drenagem linfática manual utiliza manobras suaves e lentas para mover a linfa, enquanto a drenagem venosa manual pelo Método DVM Andrade aplica manobras mais intensas e direcionadas para otimizar o retorno venoso. Ambas as técnicas mobilizam tecidos superficiais e profundos, direta e/ou indiretamente, redistribuindo fluidos e estimulando os vasos intratissulares, perfurantes e comunicantes.

O equilíbrio dos fluidos no corpo é garantido por forças como os gradientes de pressão e a integridade das barreiras celulares. A pressão coloidosmótica retém a água nos vasos, enquanto a pressão hidrostática empurra os fluidos para fora dos capilares. A interação dessas forças, juntamente com as técnicas manuais, assegura a redistribuição adequada dos fluidos entre os compartimentos vasculares e intersticiais, promovendo a nutrição celular e o equilíbrio hídrico.

Aplicadas corretamente, as técnicas manuais promovem não apenas a circulação, mas também a redistribuição de nutrientes, a remoção de resíduos e o alívio de inchaços. O entendimento aprofundado desses mecanismos permite que o terapeuta adapte as técnicas de drenagem às necessidades de cada paciente, garantindo um tratamento eficaz e seguro. A drenagem linfática manual, com suas manobras suaves e rítmicas, promove o movimento da linfa, enquanto a drenagem venosa manual pelo Método DVM Andrade, com manobras mais intensas, ajustáveis durante a execução, foca no retorno venoso e no alívio de sintomas como inchaço e desconforto.

Compreender a interligação desses processos permite ao terapeuta maximizar os efeitos das técnicas manuais, equilibrando o fluxo dos fluidos no corpo. A combinação de estímulos manuais com os processos naturais do organismo cria uma sinergia que favorece a regeneração celular e melhora a oxigenação dos tecidos, contribuindo para a saúde vascular e para o retorno venoso de forma eficiente.

Essas técnicas, quando aplicadas com precisão, induzem respostas internas que restauram o equilíbrio natural do corpo, estimulam o movimento adequado dos fluidos e contribuem para a regeneração e manutenção da saúde. A drenagem linfática manual e a drenagem venosa manual pelo Método DVM Andrade atuam diretamente sobre os sistemas linfático e venoso, promovendo uma melhor nutrição dos tecidos e a eliminação eficaz de toxinas e resíduos metabólicos.

Dinâmica dos Fluidos Corporais: Fluxo e Regulação Circulatória

A compreensão dos mecanismos dos fluidos e a aplicação adequada das técnicas manuais proporcionam um tratamento direcionado, que melhora a circulação, distribui nutrientes e facilita o retorno dos fluidos ao coração. Aplicadas com precisão, essas técnicas oferecem benefícios tanto imediatos quanto a longo prazo, contribuindo significativamente para a saúde vascular e prevenindo complicações associadas a uma circulação comprometida.

A drenagem linfática manual e a drenagem venosa manual pelo Método DVM Andrade oferecem abordagens complementares que otimizam a fluido dinâmica corporal, favorecendo o equilíbrio fisiológico. Ao integrar esses métodos de forma eficiente em uma prática terapêutica, o profissional obtém resultados que não só promovem a saúde imediata, mas também proporcionam um bem-estar duradouro para os pacientes, ou clientes.

Preparação Corporal: Otimizando o Retorno Venoso

Entender a relevância da preparação do corpo antes de aplicar uma técnica terapêutica é de suma importância para garantir o sucesso do tratamento. A preparação dos tecidos e o relaxamento exercem um efeito profundo na resposta do organismo, que tende a reagir de forma mais eficiente e adequada quando está em um estado de relaxamento e receptividade.

No método da Nova Drenagem, essa preparação minuciosa é parte integrante do processo, proporcionando uma transição suave para a aplicação da técnica. Em minha coletânea, exploro detalhadamente como essa abordagem está alicerçada na fisiologia do corpo, permitindo que os processos internos ocorram de maneira fluida e eficiente. Além disso, apresento como o conhecimento sobre mecanismos como mecanotransdução, redistribuição de fluidos, e mecânica dos campos elásticos, são fundamentais para que o corpo responda de forma aprimorada. Um dos aspectos também abordados com profundidade é o papel do sistema nervoso ao receber esses estímulos, o que favorece tanto o relaxamento quanto a otimização dos eventos circulatórios, preparando o organismo de forma impecável para os procedimentos que potencializam o retorno venoso.

Essa fase preparatória, além de proporcionar uma sensação de bem-estar, é diretamente responsável por desencadear respostas fisiológicas que otimizam os resultados das técnicas aplicadas. Ao favorecer a redistribuição dos fluidos e reduzir a resistência tecidual, essa etapa inicial contribui para que o retorno venoso seja beneficiado, amplificando os efeitos benéficos da técnica no corpo.

As manobras utilizadas no método, como deslizamentos e amassamentos, inspiradas em abordagens clássicas de massagem, desempenham um papel significativo no alívio da tensão muscular e no relaxamento profundo dos tecidos. Essas manobras, além de promoverem a elasticidade tecidual, auxiliam de maneira eficaz na oxigenação e nutrição celular, melhorando a circulação e proporcionando uma base sólida para que a técnica produza seus efeitos de forma otimizada.

Ao longo da coletânea, detalho como a integração dessas técnicas, associadas ao conhecimento refinado de fisiologia, física e biofísica, resulta em uma abordagem que respeita os limites do corpo e, ao mesmo tempo, promove uma série de respostas benéficas, especialmente para o retorno venoso e os processos circulatórios como um todo.

Técnica Diferente e Reinventada

A drenagem venosa manual pelo Método DVM Andrade foi elaborada para intensificar o retorno venoso e melhorar a circulação de forma precisa. Esse método utiliza manobras específicas, baseadas em princípios anatômicos e fisiológicos, que otimizam o fluxo sanguíneo e favorecem a oxigenação e a nutrição tecidual. Cada manobra respeita as características da região trabalhada, criando gradientes de pressão adequados, ajustados conforme a proximidade, a velocidade e a intensidade das manobras, promovendo um fluxo eficiente de sangue de volta ao coração.

A Manobra DVL, aplicada em membros superiores e inferiores, utiliza bombeamentos deslizantes com os membros elevados. Nos braços, um ângulo de 45 graus direciona o sangue para a clavícula, e nos membros inferiores, a combinação de alongamentos com flexão e dorsiflexão dos pés promove uma ativação muscular constante. A sincronia entre os movimentos musculares e a pressão aplicada favorece a criação de gradientes de pressão, acelerando o retorno venoso de forma eficaz. A utilização do bracelete ou com uma das mãos depende da área tratada e da posição do terapeuta, ajustando a intensidade da manobra de acordo com as necessidades.

O Bombeamento Médio Turbo, realizado exclusivamente nos membros inferiores, aproveita a elevação das pernas para otimizar o retorno venoso, aplicando uma pressão progressiva até a fossa poplítea. A ação dos bombeamentos facilita a drenagem do sangue acumulado, proporcionando um fluxo contínuo e eficiente. O controle da pressão com o bracelete garante uma drenagem confortável e eficaz, ajustada à tolerância do cliente.

Quando a Manobra DVL não pode ser aplicada diretamente, o Bombeamento Longo Turbo DVL é uma alternativa. A técnica utiliza bombeamentos manuais longos e ritmados na região posterior dos membros inferiores, promovendo o retorno do sangue até os glúteos. A variação de intensidade ao longo do movimento assegura que o fluxo seja direcionado adequadamente de volta ao coração.

Técnica Diferente e Reinventada

O Mergulho Parva segue o trajeto da veia safena parva, começando nas panturrilhas e indo até abaixo dos glúteos. A aplicação da manobra envolve uma pressão progressiva, ajustada conforme a proximidade da região tratada. Esse gradiente de pressão favorece o retorno venoso, aliviando a pressão nas veias e melhorando o fluxo sanguíneo para as áreas superiores.

No Mergulho Longo Turbo, a pressão inicial é leve e aumenta à medida que o terapeuta realiza o movimento ao longo dos músculos gastrocnêmios. Esse processo gera um estímulo profundo nas veias e, ao final, o movimento de "mergulho" conduz o fluxo sanguíneo em direção aos glúteos, intensificando o retorno venoso e promovendo uma circulação mais eficiente.

A Técnica Max-Distal, aplicada a áreas mais distantes como pés e mãos, é ajustada em velocidade e pressão para garantir que o sangue retorne de maneira eficaz ao sistema venoso central. Nessas áreas, onde a circulação é naturalmente mais lenta, a aplicação de gradientes de pressão ajustados restabelece o fluxo sanguíneo de forma satisfatória.

O Retorno Turbo Subclávia envolve bombeamentos deslizantes a partir dos ombros até a região peitoral, com a alternância rítmica das mãos criando um gradiente de pressão que facilita a drenagem do sangue das áreas periféricas para o coração. Esse ajuste promove uma circulação fluida e confortável.

O Retorno Turbo Jugular concentra-se nas laterais do pescoço, onde os bombeamentos progressivos ao longo das veias jugulares favorecem o retorno do sangue das áreas superiores do corpo, direcionando-o eficientemente para a subclávia.

A pressão controlada ao longo dos movimentos facilita a drenagem de sangue dessas áreas mais sensíveis.

O Impulso Turbo Abdominal utiliza a respiração diafragmática como um componente que potencializa a aplicação dos bombeamentos deslizantes. Durante o relaxamento abdominal, o terapeuta ajusta a pressão para facilitar o fluxo sanguíneo da artéria aorta, favorecendo uma circulação equilibrada na região abdominal.

Nos Passos Turbo Abdominal, os bombeamentos alternados seguem um ritmo crescente, estimulando tanto a artéria aorta quanto as veias adjacentes. Essa técnica sincroniza a respiração do cliente com os movimentos de bombeamento, ajustando a velocidade e a pressão para otimizar a circulação e promover a circulação sanguínea eficaz.

A Borboleta Turbo Abdominal é uma variação dos Passos Turbo, em que o terapeuta ajusta a posição das mãos e aplica uma pressão crescente, permitindo uma abordagem mais ampla que estimula a circulação na região abdominal de forma contínua e eficiente otimizando o retorno venoso nessa região.

A Borboleta Turbo Braquial, aplicada nos membros superiores, utiliza um gradiente de pressão ajustado conforme a proximidade, onde o deslizamento sobre as veias braquiais é combinado com alongamentos cuidadosamente executados. A pressão executada ao longo do braço direciona o sangue para a subclávia, facilitando o retorno venoso da extremidade superior.

Na Drenagem Venosa Manual de regiões como o interno de coxas e pernas, a repetição dos movimentos é ajustada conforme a área: na região proximal, as manobras são repetidas três vezes, na medial, cinco vezes, e na distal, dez vezes. Esse ajuste na repetição favorece a criação de gradientes de pressão, onde o ritmo e a velocidade dos bombeamentos aumentam à medida que a distância do coração cresce, estimulando de forma eficaz o retorno do sangue. A técnica é ajustada para respeitar a anatomia da veia safena e dos músculos da coxa, promovendo um fluxo sanguíneo controlado e constante.

A manobra de Passos Turbo Abdominal envolve ajustes contínuos de ritmo e pressão, ativando a circulação sanguínea na região abdominal e promovendo uma movimentação circulatória equilibrada. Esses movimentos sincronizados com a respiração do cliente estimulam o retorno do sangue pela veia cava inferior, otimizando o fluxo e a oxigenação dos tecidos.

A Drenagem Venosa Manual pelo Método DVM Andrade é uma prática terapêutica refinada que integra de maneira precisa proximidade, velocidade e pressão, gerando gradientes de pressão que facilitam o retorno venoso. A técnica oferece uma abordagem segura e eficiente, capaz de promover benefícios circulatórios ao combinar conhecimento anatômico detalhado e manobras técnicas de alta precisão.

Em áreas específicas, como o interno das coxas e pernas, a aplicação de compressões e bombeamentos ajustados promove um fluxo sanguíneo controlado e constante. A técnica de compressão longitudinal, associada ao tracionamento cutâneo, favorece o retorno venoso, garantindo uma circulação eficiente nas áreas tratadas e proporcionando uma recuperação vascular saudável.

Abordagens Preparatórias

O Método DVM Andrade integra contração muscular, movimentação estratégica por meio de rotações articulares dos membros, alongamentos e respiração prolongada, com o objetivo de favorecer o retorno venoso e melhorar a circulação sanguínea. Essas práticas foram desenvolvidas com precisão para aprimorar a técnica de drenagem venosa manual, adaptando-se de maneira eficiente às diversas regiões do corpo.

A contração muscular gera uma compressão nas veias, principalmente nas profundas, impulsionando o sangue na direção do coração. Essa compressão não esvazia completamente as veias, mas auxilia no fluxo sanguíneo ao impulsionar o sangue para cima, enquanto as válvulas nas veias impedem o retorno do sangue. Esse mecanismo está alinhado com os princípios da mecânica dos fluidos, permitindo um fluxo mais eficiente e contínuo.

As rotações articulares, inseridas estrategicamente, são aplicadas em áreas onde a circulação pode encontrar maior resistência, como nas zonas de compressão sanguínea. Esses movimentos favorecem a liberação das articulações e tecidos, facilitando a passagem do sangue e promovendo uma melhora no fluxo circulatório, principalmente em regiões mais desafiadoras.

Os alongamentos desempenham um papel importante ao aumentar a mobilidade dos vasos e tecidos, promovendo uma circulação mais eficiente em áreas de maior tensão. Esses movimentos são elaborados para aliviar pontos de resistência, facilitando o retorno venoso de forma mais eficaz.

A respiração prolongada complementa esses estímulos, favorecendo a oxigenação tecidual e elevando o metabolismo. A expansão do diafragma cria uma pressão negativa no tórax, o que facilita o retorno do sangue ao coração. Além disso, a respiração controlada ajusta a resposta do sistema nervoso, amplificando os benefícios circulatórios e metabólicos

Abordagens Preparatórias

As inovações do Método DVM Andrade proporcionam estímulos precisos que favorecem o retorno venoso e otimizam os eventos circulatórios, resultando em uma abordagem terapêutica contínua e adaptada às necessidades do corpo.

Indicações e Contraindicações

Indicações:
1. Edemas pós-cirúrgicos.
2. Comprometimento da circulação linfática.
3. Recuperação pós-traumática.
4. Desconforto e peso nas pernas.
5. Prevenção de complicações vasculares.
6. Redução de sintomas de insuficiência venosa.
7. Melhoria estética e redução de celulite.
8. Lipedema.
9. Varizes superficiais.
10. Desconforto relacionado à retenção de líquidos.
11. Pós-operatório de cirurgias estéticas.
12. Fibro edema gelóide (Celulite).
13.Aumento da eficácia em tratamentos estéticos combinados.

Contraindicações Relativas:
1. Hipertensão controlada com medicação.
2. Gravidez, com cuidados e avaliação médica.
3. Doenças de pele controladas.
4. Histórico de trombose venosa superficial.
5. Histórico de trombose venosa profunda.
6. Dermatites agudas na área de tratamento.
7. Hipotensão arterial.
8. Doenças autoimunes, requerendo avaliação médica.

Indicações e Contraindicações

Contraindicações Absolutas:
1. Trombose venosa profunda ativa.
2. Insuficiência cardíaca descompensada.
3. Neoplasias malignas ativas.
4. Infecções agudas na área de tratamento.
5. Insuficiência renal aguda.
6. Febre alta e condições febris não controladas.
7. Trombose venosa profunda recente.
8. Infecções sistêmicas graves.
9. Doenças autoimunes em fase aguda.
10. Doenças pulmonares.

Medicamentos Contraindicados:

Alguns medicamentos são contraindicados devido à sua influência no sistema circulatório e resposta imunológica. Anticoagulantes, como a varfarina, aumentam o risco de hematomas e hemorragias. Anti-inflamatórios não esteroides (AINEs) podem comprometer a coagulação. Corticosteroides afetam a resposta imune, prejudicando a eficácia da drenagem. Portanto, a avaliação cuidadosa do histórico medicamentoso é essencial para garantir a segurança e eficácia do procedimento.

É importante sugerir uma avaliação médica, porque é crucial para determinar a adequação da técnica a cada caso específico.

Explicação Prévia

A técnica de Drenagem Venosa Manual (DVM) pelo Método DVM Andrade aplica princípios biofísicos, biomecânicos e fisiológicos que favorecem uma circulação equilibrada e otimizada, além de aprimorar a oxigenação dos tecidos. As manobras são realizadas de forma precisa, coordenada e envolve a respiração profunda e a contração muscular, promovendo tanto o fluxo arterial quanto o retorno venoso. Com isso, os fluidos corporais são ajustados, restaurando o equilíbrio natural e auxiliando a recuperação funcional dos tecidos.

Na primeira etapa, é realizada a preparação das regiões torácica e abdominal, ajustando o corpo para receber os estímulos circulatórios induzidos pela técnica. A respiração profunda, orientada pelo terapeuta, tem papel central nesta fase, com as mãos posicionadas sobre o tórax para facilitar a expansão pulmonar. Durante um período de 2 a 5 minutos, este processo melhora a oxigenação tecidual, ativa os mecanismos respiratórios e induz relaxamento muscular, criando um ambiente ideal para as manobras que serão aplicadas em seguida.

A respiração profunda traz benefícios ao corpo ao desempenhar um papel na pequena circulação, também chamada de circulação pulmonar. Durante a inspiração, o volume torácico se expande e a pressão intratorácica diminui, facilitando o retorno venoso ao coração e melhorando o fluxo sanguíneo pelo restante do corpo. Além de aprimorar a troca gasosa nos pulmões, esse movimento favorece o funcionamento do sistema cardiovascular. O sistema nervoso parassimpático também é ativado, contribuindo para o relaxamento e a redução do estresse.

Na fase seguinte, o terapeuta realiza o Impulso Turbo Abdominal, uma manobra desenvolvida para intensificar o fluxo arterial. Utilizam-se deslizamentos bombeantes que partem da região superior do abdômen e descem em direção à região inferior, aproveitando a pressão gerada durante a expiração para intensificar o fluxo sanguíneo nas grandes artérias, especialmente a aorta. Esse movimento facilita a distribuição do sangue oxigenado pelos tecidos periféricos, otimizando a nutrição celular e o transporte de nutrientes.

Posteriormente, é orientada a contração muscular voluntária na área abdominal, sem a aplicação de manobras externas. O cliente é instruído a contrair os músculos abdominais por um período de 5 a 20 segundos, o que gera um aumento da pressão intra-abdominal, dilatando os vasos sanguíneos e melhorando a circulação local. Esse estímulo natural ativa respostas fisiológicas que favorecem o retorno venoso de maneira cuidadosa e equilibrada.

Embora as manobras com pressão direta sobre os órgãos abdominais possam ser eficazes, o Método DVM Andrade prioriza os benefícios da respiração profunda. O movimento do diafragma mobiliza suavemente os órgãos, como fígado, rins, estômago e intestinos. Esse movimento facilita a circulação sanguínea e linfática nesses órgãos, aprimorando a digestão, a filtração e a eliminação de toxinas, além de promover um estímulo natural e seguro.

Na região torácica, a respiração profunda contribui para a melhora do retorno venoso, já que o aumento do volume pulmonar reduz a pressão intratorácica, facilitando o fluxo de sangue de volta ao coração. A pressão negativa gerada durante a inspiração beneficia diretamente a circulação pulmonar, enquanto o movimento respiratório suavemente estimula os órgãos abdominais. O fígado, por exemplo, é levemente pressionado pelo diafragma, o que potencializa sua função de desintoxicação e metabolização. Da mesma forma, os rins se beneficiam da circulação aprimorada, otimizando a filtração e a eliminação de resíduos.

Após essa preparação inicial, as manobras são aplicadas nas pernas, o que será detalhado posteriormente. As manobras nas pernas complementam a preparação geral, favorecendo o retorno venoso das extremidades inferiores e melhorando a circulação nessas áreas. Isso garante que o sangue seja eficientemente transportado de volta ao coração, aliviando a pressão nas veias e facilitando a drenagem de líquidos. Esse equilíbrio é fundamental antes de retornar à região abdominal para finalizar a abordagem na região abdominal.

Com as manobras nas pernas concluídas, a técnica retorna à área abdominal para finalizar com uma série de manobras que redistribuem os fluidos corporais, assegurando uma circulação contínua e equilibrada. Deslizamentos circulares ao redor do umbigo mobilizam os fluidos intersticiais e linfáticos, favorecendo o fluxo arterial e facilitando o retorno venoso. Essas manobras também promovem a eliminação de toxinas e a manutenção de uma circulação saudável nos tecidos abdominais.

Amassamentos, com ou sem bombeamento, são aplicados para melhorar a elasticidade dos tecidos e facilitar a movimentação dos fluidos. O bombeamento ativa a circulação e facilita o retorno venoso, enquanto os amassamentos promovem relaxamento e maior mobilidade tecidual. Deslizamentos bombeantes nessa região ajudam a intensificar tanto o fluxo arterial quanto o retorno venoso, alternando movimentos que promovem uma circulação equilibrada e eficaz.

Além disso, os Passos Turbo Abdominal, realizados com movimentos bombeantes alternados, garantem uma estimulação eficiente tanto do fluxo arterial quanto do retorno venoso. O ciclo de compressão e descompressão nos vasos abdominais assegura que os fluidos circulem adequadamente, mantendo o equilíbrio hídrico e facilitando a oxigenação dos tecidos.

Explicação Prévia

Essas manobras garantem que o sangue oxigenado e o sangue venoso circulem de forma eficiente, promovendo a oxigenação dos tecidos, a remoção de resíduos metabólicos e a drenagem linfática. A fase final da técnica induz um estado profundo de relaxamento e alívio das tensões, proporcionando uma sensação de leveza e bem-estar prolongados.

Ao final de todo esse processo, o terapeuta realiza manobras nos braços, seguindo para o tórax, onde uma massagem relaxante prepara o corpo para as manobras de Retorno Turbo Subclávia (R.T.S.) e Retorno Turbo Jugular (R.T.J.), realizadas com deslizamentos bombeantes que seguem o trajeto do retorno venoso em direção ao coração. Para completar o circuito, antes de o cliente ser colocado em decúbito ventral (barriga para baixo), são realizadas três respirações profundas, com o auxílio das mãos do terapeuta, o que garante um encerramento mais completo desta etapa.

A sinergia entre respiração profunda, manobras manuais e contração muscular voluntária nas regiões torácica e abdominal é essencial para ativar os mecanismos fisiológicos do corpo. A respiração, em sincronia com as manobras, facilita tanto o retorno venoso quanto o fluxo arterial, enquanto as manobras promovem a oxigenação dos tecidos e a movimentação dos fluidos corporais. Essa integração favorece uma circulação eficiente, nutrindo os tecidos e eliminando resíduos metabólicos de maneira contínua e equilibrada.

Durante o ciclo respiratório, especialmente na inspiração, o aumento do volume torácico e a redução da pressão intratorácica criam condições que facilitam o retorno do sangue pelas veias ao coração, promovendo o fluxo sanguíneo em todo o corpo. A contração muscular voluntária, aplicada de maneira estratégica no momento da abordagem inicial, amplifica esses efeitos, pois a pressão intra-abdominal gerada durante a contração otimiza a circulação local, ajudando na redistribuição dos fluidos corporais. Ao induzir esses mecanismos, a técnica permite que o corpo responda de maneira natural e eficiente, sem sobrecarregar os órgãos ou os sistemas corporais.

O Método DVM Andrade, com sua abordagem detalhada para as regiões torácica e abdominal, visa promover uma circulação saudável e equilibrada, ao mesmo tempo em que aprimora o retorno venoso. A sequência de manobras é aplicada de forma estratégica para mobilizar os líquidos corporais, restaurar o equilíbrio hídrico e proporcionar uma sensação prolongada de bem-estar.

As manobras realizadas nas pernas complementam o processo, garantindo que a circulação sanguínea e linfática seja tratada de maneira completa. Ao respeitar os ritmos naturais do corpo e potencializar seus mecanismos fisiológicos, o Método DVM Andrade proporciona relaxamento profundo e equilíbrio geral. Essa técnica, além de promover a saúde vascular, oferece benefícios para o relaxamento físico e mental, gerando bem-estar contínuo após a sessão.

Os alongamentos realizados durante a abordagem, como quando o cliente envolve cada perna com os braços, ou durante manobras específicas, como a Borboleta Turbo Braquial e as Manobras DVL, foram cuidadosamente planejados para otimizar o retorno venoso durante a execução. Esses movimentos favorecem o impulso venoso, enquanto a compressão muscular sobre as veias intensifica o processo, promovendo uma circulação mais eficiente. Além disso, após pesquisas detalhadas sobre os benefícios do alongamento para os tecidos e a saúde vascular, essas manobras foram estrategicamente inseridas, reforçando a eficácia do método.

Explicação Prévia

A Drenagem Venosa Manual pelo Método DVM Andrade foi desenvolvida com extrema precisão para favorecer o retorno venoso de maneira otimizada e eficiente. Essa técnica é aplicada em diversas regiões do corpo, sendo um exemplo notável o tratamento das pernas. A execução inicia-se pelas coxas, onde a área é subdividida em três regiões: proximal, próxima à região inguinal; medial, localizada no meio da coxa; e distal, mais próxima do joelho. As manobras são realizadas no sentido ascendente, utilizando as mãos em formato de bracelete, envolvendo a totalidade da circunferência da perna. Além disso, a técnica também inclui um ajuste lateral da perna, permitindo o deslizamento ao longo do trajeto da veia safena, respeitando as mesmas subdivisões mencionadas. Com a perna em sua posição natural, as manobras continuam, tanto no formato de bracelete quanto diretamente sobre a veia femoral, ao longo do fêmur, com atenção especial às subdivisões proximal, medial e distal. A quantidade de repetições, a intensidade da pressão e o ritmo são meticulosamente ajustados em cada subdivisão, sempre considerando os comportamentos específicos dos fluidos corporais naquela região.

A área proximal das coxas, sendo mais próxima à junção com o tronco, é tratada com menos repetições, utilizando pressão mais leve e movimentos em ritmo mais lento. Essa abordagem facilita um estímulo gradual, promovendo o escoamento dos fluidos, com ênfase no retorno do sangue, sem sobrecarregar os tecidos. Ao passo que a técnica avança para as áreas medial e distal, a intensidade dos movimentos aumenta. Nessas regiões, as manobras tornam-se mais rápidas, aplicando maior pressão e mais repetições, o que favorece o impulso necessário ao retorno venoso eficaz. Esses processos podem ser explicados pelos princípios da hidrostática e da mecânica dos fluidos, em harmonia com as leis de Pascal, Bernoulli e Poiseuille. Esses conceitos científicos, aplicados ao funcionamento do sistema circulatório, são amplamente discutidos e fundamentados em minha coletânea intitulada "A Nova Drenagem: Drenagem Venosa Manual e o

Futuro Brilhante da Saúde Vascular", composta por quatro partes. Nessa abordagem científica, o gradiente de pressão gerado pelas manobras é determinante para melhorar a circulação do sangue. Na região medial, os ajustes na pressão e no ritmo intensificam o efeito, enquanto na região distal, esses elementos são ainda mais elevados, o que garante um fluxo venoso muito mais eficiente.

Esse método de aplicação distingue a Drenagem Venosa Manual da Drenagem Linfática Manual. Embora ambas as técnicas sigam subdivisões similares nas regiões proximal, medial e distal, a Drenagem Venosa Manual utiliza uma maior pressão e variações mais marcantes no ritmo e nas repetições. A intenção é clara: criar um gradiente de pressão adequado que favoreça o retorno do sangue ao coração. Além disso, a Drenagem Venosa Manual estimula diretamente os processos de fluidodinâmica e mecanotransdução, que desempenham papéis importantes na regulação do transporte de fluidos e na ativação da circulação sanguínea. As manobras, caracterizadas por deslizamentos com movimento de bombeamento, são direcionadas, também, às principais veias superficiais das pernas, como a veia safena, veia femoral e veia parva. O ajuste da técnica respeita a anatomia e as características específicas de cada área, o que torna a Drenagem Venosa Manual pelo Método DVM Andrade uma abordagem diferenciada, projetada para proporcionar o máximo benefício à circulação e ao equilíbrio dos fluidos corporais.

Passo a Passo

A técnica começa com uma respiração profunda e controlada, realizada por um período de 2 a 5 minutos, ou repetida em 10 ciclos completos de inspiração e expiração. Durante essa fase, o terapeuta posiciona suas mãos na região central do tórax do cliente, acompanhando e guiando cada movimento respiratório. Esse toque é direcionado para promover um estado de relaxamento profundo, além de favorecer o aumento do fluxo sanguíneo e linfático, facilitando o equilíbrio dos fluidos corporais.

Logo após essa etapa inicial, são realizados movimentos de rotação dos ombros para frente e para trás, com cada movimento repetido de três a cinco vezes. Essas rotações servem para mobilizar a região da cintura escapular, contribuindo para a liberação de tensões musculares acumuladas e permitindo uma maior amplitude de movimento nas articulações. Esse preparo é fundamental para garantir que a musculatura e as estruturas venosas estejam devidamente estimuladas e prontas para a sequência da técnica.

A técnica também envolve respirações diafragmáticas profundas, onde são feitas mais três respirações lentas e controladas. Após essas respirações, aplica-se a manobra de impulso abdominal, um movimento delicado e eficaz. O cliente é orientado a inspirar profundamente, expirar lentamente e, ao relaxar, o terapeuta realiza um deslizamento bombeante que percorre da região superior do abdômen até a inferior. Essa manobra contribui diretamente para o estímulo do retorno venoso e para a movimentação dos fluidos na região abdominal, proporcionando uma melhora na circulação e nas funções respiratórias.

Nos membros superiores, inicia-se com a elevação dos braços, juntamente com a solicitação de contração muscular. Nesse momento, o cliente deve fechar as mãos com força e manter a contração por um período que pode variar de 5 a 20 segundos. Ao término dessa contração, inicia-se um período de relaxamento. Durante o intervalo de descanso, são realizadas rotações nas mãos, com movimentos repetidos de três a cinco vezes para cada lado. Esse processo é repetido três vezes, favorecendo uma circulação mais eficiente nos membros superiores, além de melhorar a oxigenação muscular e promover a adequada mobilização dos fluidos.

Nos membros inferiores, a técnica inicia-se com a contração muscular das pernas, que permanecem esticadas enquanto o cliente está deitado na maca. O cliente faz uma contração voluntária das pernas por um período que varia entre 5 a 20 segundos, repetida por três vezes. Após a realização dessas contrações, o alongamento de cada perna é executado. Nessa fase, o cliente abraça uma perna de cada vez, dobrando o joelho, enquanto realiza rotações nos pés, cinco vezes para cada lado, alternando entre as pernas. Opcionalmente, também podem ser realizadas rotações nas pernas e nos pés, cinco vezes para cada lado.

Obs.: As contrações musculares podem ser realizadas por regiões específicas (abdômen, membros inferiores, membros superiores) ou de forma simultânea.

Passo a -Passo

A sequência de execução da técnica, após a abordagem inicial, é realizada com o cliente em decúbito dorsal. A técnica começa nas coxas, seguindo para as pernas e pés, iniciando-se pela perna esquerda e depois passando para a direita. Na região das coxas, o terapeuta aplica um deslizamento relaxante com o objetivo de espalhar o creme, utilizando uma pressão suave que aumenta gradualmente para proporcionar maior conforto. Em seguida, são realizados amassamentos em toda a extensão da coxa, iniciando-se pela parte interna e passando para as demais regiões, sempre no sentido ascendente, de baixo para cima, garantindo que os movimentos sejam feitos com fluidez e precisão.

Opcionalmente, podem ser combinados deslizamentos e amassamentos com ou sem bombeamentos, abrangendo toda a extensão da perna de uma vez ou de forma segmentada.

Passo a Passo

Após a preparação tecidual local com deslizamentos e amassamentos, com ou sem bombeamentos, a manobra de drenagem venosa é iniciada com deslizamentos bombeantes ao longo de toda a coxa, utilizando a técnica de bracelete, sempre respeitando a sensibilidade do cliente ou paciente ao aplicar a pressão. O movimento começa nas regiões proximais da coxa, próximas à pelve, com pressão leve e entre 3 a 5 repetições. À medida que o terapeuta se move para as regiões mediais, situadas na parte média da coxa, a pressão aumenta cuidadosamente, sendo realizadas de 5 a 10 repetições. Nas regiões distais, mais próximas dos joelhos, a pressão é aumentada novamente, com 10 a 20 repetições.

Na área ao longo do fêmur, sobre o trajeto da veia femoral, são realizados movimentos semelhantes. Inicia-se nas áreas proximais da coxa, com 1 a 3 repetições; segue-se para as áreas mediais, com 2 a 5 repetições; e finaliza-se nas áreas distais, com 3 a 10 repetições. A pressão das mãos aumenta de forma gradativa conforme o movimento se afasta da origem, garantindo uma aplicação precisa e eficaz, respeitando o trajeto anatômico da veia femoral.

Na parte interna da coxa, sobre o trajeto da veia safena magna, e com o joelho do cliente dobrado para o lado, a drenagem venosa continua com as mãos espalmadas, abrangendo adequadamente a área a ser tratada. Inicia-se nas regiões proximais com 1 a 3 repetições, avançando para as regiões mediais com 2 a 5 repetições, e nas regiões distais, próximas ao joelho, com 3 a 10 repetições. Tanto a pressão quanto a velocidade dos movimentos são aumentadas de forma gradativa. Durante essa execução, o joelho do cliente permanece flexionado para o lado externo, e alongamentos e tracionamentos suaves são realizados de maneira simultânea, mantendo o ritmo e a pressão adequados à técnica de Drenagem Venosa Manual.

Passo a Passo

Para finalizar essa região, é realizado um deslizamento bombeante ao longo de toda a coxa, seguido de manobras de relaxamento e deslizamentos circulares ascendentes na área dos joelhos

O tratamento nas pernas inicia-se com deslizamentos aplicando uma pressão que varia de suave a média, seguidos de amassamentos, com ou sem bombeamentos. A drenagem venosa começa nas áreas proximais, aplicando-se de 3 a 10 repetições; nas áreas mediais, com 5 a 20 repetições; e, nas áreas distais ou mais distantes, com 10 a 30 repetições. A pressão e a velocidade dos movimentos aumentam gradativamente, respeitando sempre a sensibilidade e as características individuais do cliente. O pé é cuidadosamente posicionado para o lado, promovendo um alongamento e torção controlados, ao mesmo tempo em que o terapeuta realiza a drenagem, criando um efeito de "bomba" muscular. Esse movimento simultâneo relaxa, alonga e torce alternadamente o pé, enquanto os deslizamentos bombeantes são aplicados sobre a veia safena, seguindo a manobra de drenagem venosa.

A continuação da drenagem venosa ocorre nas áreas proximais com 1 a 3 repetições; nas áreas mediais, com 2 a 5 repetições; e, nas áreas distais, com 3 a 10 repetições. Tanto a pressão quanto a velocidade aumentam gradualmente, enquanto o pé é tracionado lateralmente com cuidado durante a manobra. Após essa fase, o pé é reposicionado para a execução da manobra subsequente. Em seguida, realiza-se a Manobra DVL, que consiste em 10 repetições durante uma sessão de 50 minutos, ou a técnica pode ser aplicada de 2 a 5 minutos, conforme a duração da sessão, se estender por 80 minutos.

Para concluir, é realizado um deslizamento bombeante ao longo de toda a perna, até o joelho, e a técnica segue com as manobras nos pés.

Passo a Passo

Nos pés, aplica-se uma breve massagem relaxante, seguida por 3 a 10 deslizamentos bombeantes sobre o dorso do pé. Posteriormente, são realizados 3 deslizamentos circulares ao redor dos maléolos, bombeando a região maleolar de 3 a 10 vezes, caso seja necessário. Os deslizamentos a seguir podem ser alternados ou simultâneos. Quando alternados, a mão superior desliza bombeando sobre o dorso do pé, enquanto a mão inferior realiza um deslizamento firme, com pressão variando de média a profunda, dos dedos ao calcanhar (de cima para baixo). Na próxima manobra, a mão superior desce do dorso do pé deslizando e bombeando até abaixo do joelho, enquanto a mão inferior desce com os punhos fechados, mantendo firmeza e uma pressão de média a profunda pela sola do pé, da altura próxima aos dedos descendo até o calcanhar, repetindo o movimento de 3 a 10 vezes.

Quanto ao movimento contínuo de sobe e desce realizado anteriormente, pode ser repetido também com ambas as mãos. Sempre deslizando e bombeando durante a descida no pé, e em seguida, aplica-se a técnica de deslizamentos bombeantes, com as mãos envolvendo o pé de modo que os dedos fiquem sobre o dorso e os polegares centralizados na sola, repetindo a técnica de 3 a 10 vezes.

Após isso, são realizados de 1 a 3 puxões em cada dedo, seguidos por 3 deslizamentos de retorno para cada um deles. Simultaneamente, uma das mãos aplica pressão com o punho na sola do pé, deslizando de cima para baixo, enquanto a outra mão realiza deslizamentos bombeantes do dorso do pé até o joelho, repetindo entre 3 a 10 vezes. A repetição dessa manobra ao final é opcional.

Uma breve massagem relaxante é realizada em seguida. Opcionalmente, podem ser feitas 3 rotações do pé para um lado e 3 para o outro, caso não tenham sido realizadas na abordagem inicial da técnica.

Passo a Passo

A perna é finalizada com um deslizamento bombeante até o joelho, seguido por outro deslizamento bombeante ao longo de toda a perna, até a coxa.

Opcionalmente, pode-se alongar a perna para baixo com cuidado. Após isso, a técnica segue com a perna direita, repetindo-se o mesmo procedimento.

A próxima etapa consiste no retorno à região abdominal.

Inicia-se com deslizamentos suaves para espalhar o produto uniformemente pela área abdominal. Em seguida, são realizadas manobras de preparo tecidual com deslizamentos envolvendo toda a região abdominal, seguidas de amassamentos, com ou sem bombeamentos. Continuam-se os deslizamentos bombeantes circulares, explorando cuidadosamente toda a região centro-abdominal, repetindo o movimento três vezes. A seguir, aplica-se uma manobra circular, ou deslizamentos bombeantes ao redor do umbigo, passando sobre a região intestinal.

Em seguida, o deslizamento prossegue com as mãos descendo pela cintura até a região lombar e retornando pelas laterais da caixa torácica. As mãos passam abaixo da região torácica, ou peitoral, e descem novamente pela área centro-abdominal, realizando o movimento de cima para baixo, repetindo-o três vezes. Posteriormente, são realizados três a dez passos bombeantes alternados com as mãos, descendo de cima para baixo. Na sequência, realiza-se o Retorno Turbo Borboleta, com três a dez repetições de deslizamentos bombeantes, de baixo para cima, com as mãos posicionadas em forma de borboleta.

Para finalizar, as mãos deslizam suavemente pela cintura, passando novamente por baixo da região torácica, e retornam bombeando em direção à região infra-abdominal, concluindo o procedimento de forma controlada e confortável.

Passo a Passo

Com os braços estirados na maca, inicialmente com as mãos voltadas para baixo, a técnica começa com deslizamentos relaxantes, espalhando o produto uniformemente sobre a pele. Após isso, realizam-se amassamentos, com ou sem bombeamentos, nos tecidos. Em seguida, aplica-se a drenagem venosa manual, iniciando-se pelas áreas proximais (3 a 10 repetições), em direção à região do ombro, passando pelas áreas mediais (5 a 20 repetições) e finalizando nas áreas distais, da região próxima à fossa cubital até o ombro (10 a 30 repetições), sempre aumentando a pressão da mão de forma gradual e cuidadosa. O movimento segue pelo antebraço, partindo da região próxima à fossa cubital, passando pela área medial do antebraço e finalizando no dorso da mão, direcionando o fluxo de volta para a fossa cubital.

A seguir, aplica-se uma breve massagem relaxante nas mãos. Realizam-se três deslizamentos bombeantes no dorso da mão, seguidos de 1 a 3 puxões em cada dedo. Depois, são feitos três deslizamentos de retorno em cada dedo, sendo opcional o uso de bombeamentos. Em seguida, aplicam-se deslizamentos bombeantes, ou sem bombeamentos, partindo das mãos até os ombros, abrangendo toda a extensão dos braços. Para finalizar, realiza-se um longo deslizamento bombeante, com o braço sendo suavemente posicionado ao lado do corpo.

Na parte anterior dos braços, o braço é inicialmente posicionado descansando ao lado da cabeça para a preparação tecidual com deslizamentos e amassamentos, com ou sem bombeamentos. A sequência continua com uma breve massagem relaxante na palma da mão, seguida de deslizamentos com os polegares pelo centro da mão até o punho, repetindo de uma a três vezes. Em seguida, aplica-se a drenagem venosa, mas com o braço posicionado lateralmente, na altura do ombro, descansando sobre um dos braços do terapeuta. A técnica é realizada nas áreas proximais do braço, em direção à base da clavícula, no ombro (3 a 10 repetições), passando pelas áreas mediais (5 a 20 repetições) e finalizando nas áreas distais (10 a 30 repetições), sempre com o aumento gradual e cuidadoso da pressão. A variação de repetições segue conforme o tempo e as necessidades do cliente.

Ainda nos braços, começa-se a Manobra DVL. A técnica é aplicada entre 3 a 10 vezes para uma sessão de 50 minutos, ou entre 1 a 5 minutos para uma sessão de 80 minutos. Durante essas compressões, a mão do terapeuta é posicionada sobre a região axilar, enquanto a outra segura firmemente a articulação da mão, próxima ao punho, realizando entre 3 e 10 compressões de maneira controlada. Após essa etapa, o braço é baixado para a aplicação da Borboleta Turbo Braquial, com o braço descansado e alongado na maca, de forma que a parte anterior fique voltada para cima, facilitando a execução sobre a veia braquial. A manobra é repetida entre 3 e 10 vezes, conforme a avaliação do terapeuta. A etapa é concluída com um envolvimento suave, repetindo-se o mesmo procedimento no outro braço após a conclusão do primeiro.

Na região do peitoral e das clavículas, inicia-se com uma massagem relaxante para espalhar o produto e liberar as tensões acumuladas de maneira uniforme. A seguir, aplica-se o Retorno Turbo Subclávia (R.T.S), com movimentos alternados das mãos, repetindo por três vezes. Na área do pescoço, realiza-se o Retorno Turbo Jugular (R.T.J) em três repetições, com movimentos descendentes que seguem do topo para a base, alternando entre os lados, sobre a veia jugular. A região torácica é finalizada com um envolvimento, começando no peitoral, avançando pelos ombros, passando pelas costas e subindo até a região cervical. Ao alcançar essa área, são realizados três deslizamentos ascendentes na cervical (opcional), seguidos por três bombeamentos suaves. No último deslizamento, as mãos do terapeuta deslizam por debaixo da cabeça, subindo com movimentos de bombeamento. Acima da cabeça, são aplicadas três pressões controladas. A técnica termina com três respirações profundas e lentas, proporcionando relaxamento total com o auxílio das mãos do terapeuta. Após essa finalização, o cliente é solicitado a virar-se para a posição de decúbito ventral.

Passo a Passo

Com o cliente em decúbito ventral, isto é, deitado de barriga para baixo, o procedimento começa pela perna direita.

Primeiramente, aplica-se o produto por toda a extensão da perna. Em seguida, procede-se ao deslizamento abrangendo tanto a coxa quanto os glúteos. Posteriormente, realiza-se o amassamento, com ou sem bombeamentos, em toda essa área. A drenagem venosa é então aplicada, iniciando pelos glúteos e, logo após, descendo para a coxa, dividida em partes proximal (3x), medial (5x) e distal (10x). Mesmo quando desce para a coxa, o deslizamento continua em sentido ascendente até o glúteo. No caso da área glútea, aplica-se a mesma quantidade de manobras usadas na região proximal da coxa. Na parte posterior da coxa, a drenagem venosa manual é realizada primeiro com a técnica de bracelete, abrangendo ao máximo a área da coxa e em seguida na região central da coxa de forma a estimular a veia profunda central, por meio de deslizamentos bombeantes aplicados com as mãos. Os movimentos são repetidos nas áreas proximal (3x), medial (5x) e distal (10x), com pressão e ritmo gradualmente aumentados. A fase finaliza-se com um deslizamento longo e bombeante.

Na panturrilha, o procedimento começa com a preparação tecidual por meio de deslizamentos e amassamentos, com ou sem bombeamentos. A drenagem venosa manual é aplicada nas áreas proximal (3x), medial (5x) e distal (10x), com pressão e velocidade sendo aumentadas gradativamente. Caso não haja um rolo de apoio para o pé, a perna é sustentada com uma das mãos ou o pé é apoiado no ombro do terapeuta. Se o pé for sustentado com a mão, uma mão o segura, enquanto a outra realiza o deslizamento bombeante usando a "almofada" das mãos no centro da panturrilha. Se o pé estiver apoiado no ombro, as duas mãos envolvem a panturrilha, posicionando os dedos no centro, o que facilita a aplicação da pressão necessária. A drenagem venosa manual segue o padrão de proximal (3x), medial (5x) e distal (10x), com pressão e velocidade aumentando gradualmente.

Passo a Passo

A Manobra DVL é então aplicada, subindo pela região poplítea até abaixo do glúteo, respeitando o limite confortável do cliente. Ao atingir a área logo abaixo do glúteo, faz-se uma breve pausa, realizando compressão na perna de acordo com o limite do cliente, bombeando essa área enquanto a perna é simultaneamente alongada ao máximo. Essa manobra é repetida de 1 a 5 vezes em sessões de 50 minutos ou até 10 vezes em sessões de 80 minutos. A perna é então colocada em repouso.

Segue-se a Manobra de Mergulho Parva, que é executada nas áreas proximal (1 a 3 vezes), medial (3 a 5 vezes) e distal (5 a 10 vezes), sempre com maior repetição nas áreas distais. Depois, realiza-se a Manobra de Mergulho Turbo, variando de 1 a 3 vezes em sessões de 50 minutos e de 5 a 10 vezes para sessões de 80 minutos.

Para finalizar, realiza-se um deslizamento longo e bombeante, em bracelete, por toda a perna, uma única vez, seguido por um deslizamento bombeante envolvente que termina a manobra até os glúteos. Se possível, faz-se um alongamento cuidadoso, puxando a perna para baixo. O mesmo procedimento é repetido na perna esquerda.

Passo a Passo

Costas e Finalização

Inicia-se espalhando o produto por toda a área das costas. Em seguida, a região é explorada com deslizamentos e amassamentos relaxantes, sendo os bombeamentos uma opção adicional. Realizam-se de 1 a 3 deslizamentos longos e relaxantes, subindo de baixo para cima, enquanto se aplica o bombeamento durante o movimento ascendente. Após essa etapa, o terapeuta se posiciona acima da cabeça do cliente.

Aplicam-se três deslizamentos bombeantes com as mãos espalmadas, descendo pela região central das costas, "abraçando" a lombar e subindo novamente, deslizando ou bombeando pela cintura, passando pelo centro das costas e finalizando com um bombeamento na cervical.

O terapeuta então posiciona cuidadosamente cada braço do cliente ao lado da cabeça, mantendo os braços em uma posição confortável. O terapeuta segura firmemente, mas com cautela, e realiza o alongamento, puxando os braços do cliente para cima em três movimentos de vai e vem, sempre respeitando os limites de mobilidade do cliente. Esta etapa é opcional, pois alguns clientes podem não estar aptos a receber esse alongamento, que tem como objetivo contribuir para a melhoria do retorno sanguíneo.

Outra abordagem seria manter os braços do cliente ao longo do corpo. Nesse caso, o terapeuta realiza de 1 a 3 deslizamentos longos bombeantes, passando pelos braços em direção à clavícula (ou até onde for possível alcançar). A finalização consiste em um deslizamento bombeante envolvente, subindo, e, ao descer, realiza-se, se viável, um alongamento cuidadoso, puxando o braço para baixo.

Passo a Passo

Para finalizar a área das costas, realiza-se um deslizamento longo e envolvente, com ou sem bombeamentos, descendo pelo centro das costas, "abraçando" a região lombar, subindo pela área central com um deslizamento bombeante, passando pela cervical e continuando pela cabeça com deslizamento bombeante. Conclui-se essa etapa com três bombeamentos suaves na região central, logo acima da cabeça.

Finalização da terapia

O cliente é orientado a fazer respirações lentas e profundas, alongando o corpo como se estivesse espreguiçando.

Obs.: A qualificação no Método deve ser obtida através do curso específico para que a técnica seja aplicada corretamente. A execução sem a devida orientação pode comprometer o resultado ou causar possíveis intercorrências.

Conclusão

Ao concluir esta obra, é imperativo destacar a relevância da Técnica de Drenagem Venosa Manual (DVM) pelo Método DVM Andrade como uma ferramenta valiosa no campo das terapias circulatórias. Esta técnica, desenvolvida a partir de anos de observação prática e estudos detalhados, oferece uma abordagem distinta e eficaz, com foco específico no retorno venoso e na otimização dos eventos circulatórios.

Através de uma análise aprofundada da anatomia e fisiologia vascular, foi possível demonstrar que o Método DVM Andrade vai além de tratar sintomas visíveis, abordando as causas mais profundas das disfunções circulatórias. Essa técnica se diferencia por promover a circulação venosa de forma otimizada, gerando gradientes de pressão cuidadosamente calculados, os quais impulsionam o retorno do sangue e aliviam edemas, ao mesmo tempo que beneficiam a oxigenação e nutrição tecidual.

É importante ressaltar que a Drenagem Venosa Manual foi concebida para coexistir com outras abordagens terapêuticas, sem a intenção de substituir práticas já consolidadas. Seu objetivo é complementar essas práticas, oferecendo uma alternativa segura, eficaz e acessível aos profissionais que desejam aprimorar suas ferramentas terapêuticas. O método apresenta-se como uma possibilidade de expansão na prática clínica, possibilitando tratamentos personalizados e adaptados às necessidades específicas de cada cliente ou paciente.

Ao longo desta obra, fica claro que a técnica não apenas otimiza o fluxo sanguíneo, mas também contribui de forma significativa para o bem-estar geral, proporcionando alívio em condições de retenção de líquidos, desconfortos circulatórios e sintomas relacionados. O impacto positivo da DVM reflete-se no equilíbrio dos processos fisiológicos, levando a melhorias que podem ser sentidas não apenas localmente, mas em todo o organismo.

Conclusão

Ao diferenciar a DVM da DVL, que incorpora de maneira integrada a drenagem linfática em uma abordagem mais ampla, esta obra evidencia a importância de compreender as nuances de cada técnica. Ambas têm seus méritos e são indicadas para situações específicas, com a DVM sendo mais focada no retorno venoso, enquanto a DVL combina essa abordagem com a mobilização dos fluidos linfáticos de forma estratégica.

Este trabalho não apenas contribui para a evolução das práticas terapêuticas manuais, como também visa inspirar novas abordagens e inovações no campo da saúde e bem-estar. Acredita-se que este legado profissional servirá como uma base sólida para futuras gerações de terapeutas e pesquisadores, que poderão continuar a explorar e desenvolver ainda mais as aplicações desta técnica.

Em resumo, o Método DVM Andrade oferece uma alternativa eficaz para o tratamento de condições circulatórias, promovendo resultados duradouros e melhorias significativas na qualidade de vida dos pacientes. Esta obra deixa um convite para que profissionais da área explorem novas possibilidades de intervenção terapêutica, buscando sempre um caminho de aprimoramento constante, com compromisso e dedicação à saúde.

Bibliografia

Borges, Fábio dos Santos. Dermato - Funcional: Modalidades Terapêuticas nas Disfunções Estéticas. 2.Ed. São Paulo: Phorte, 2010.

Guirro, Elaine; Guirro, Rinaldo. Fisioterapia Dermato-Funcional: Fundamentos, Recursos, Patologias. 3.Ed São Paulo: Manole, 2004.

Bennett, J. Claude. Et Al. Cecil- Tratado de Medicina Interna. 21. Ed. Rio de Janeiro: Guanabara Koogan, 2001.

Braun, Mary Beth; Simonson, Stephanie J. Introdução à Massoterapia. Barueri: Manole, 2007.

Herpertz, Ulrich. Edema e Drenagem Linfática: Diagnóstico e Terapia do Edema. 2.Ed. São Paulo: Roça, 2006.

Guyton, Arthur C.; Hall, John E. Tratado de Fisiologia Médica. 10.Ed. Rio de Janeiro: Guanabara Koogan, 2002.

Fattini, Carlo Americo; Dangelo, José Geraldo. Anatomia Humana Sistêmica e Segmentar. 3.Ed. São Paulo: Atheneu, 2011.

Fox, Stuart Irã. Fisiologia Humana.7.Ed. São Paulo: Manole, 2002.

Pabst, R.; Putz, R. Sobotta: Atlas de Anatomia Humana, V.1.22. Ed. Rio de Janeiro: Guanabara Koogan, 2006.

GARCIA, José H. R. Biofísica Fundamentos e Aplicações. São Paulo: Pearson Education, 2003.

HENEINE, I. F. Biofísica Básica. São Paulo: Atheneu, 2002.

OKUNO, E.; CALDAS, I. L.; CHOW, C. Física para Ciências Biológicas e Biomédicas. São Paulo: Harbra, 1996.

Howley, Edward T.; Powers, Scott, K. Fisiologia do Exercício: Teoria e Aplicação ao Condicionamento e ao Desempenho. 3.Ed. São Paulo: Manole, 2000.

Pedrosa, L.A. (2023). A Nova Drenagem: Conheça a Técnica de Drenagem Veno-Linfática pelo Método DVL Pedrosa. 1ª ed. Editora: Clube de Autores. ISBN: 978-65-266-1246-0.

PEDROSA, Larissa de Andrade. A Nova Drenagem: Drenagem Venosa Manual e o Futuro Brilhante da Saúde Vascular. Coletânea em 4 partes: Parte 1, 2, 3 e 4. 1. ed. Joinville: Clube de Autores, 2024.